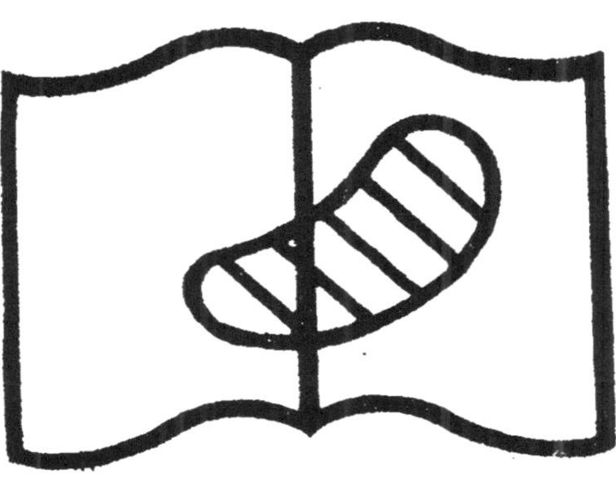

Contraste insuffisant
NF Z 43-120-14

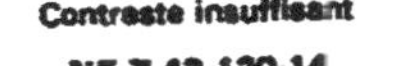
Illisibilité partielle

VALABLE POUR TOUT OU PARTIE DU
DOCUMENT REPRODUIT.

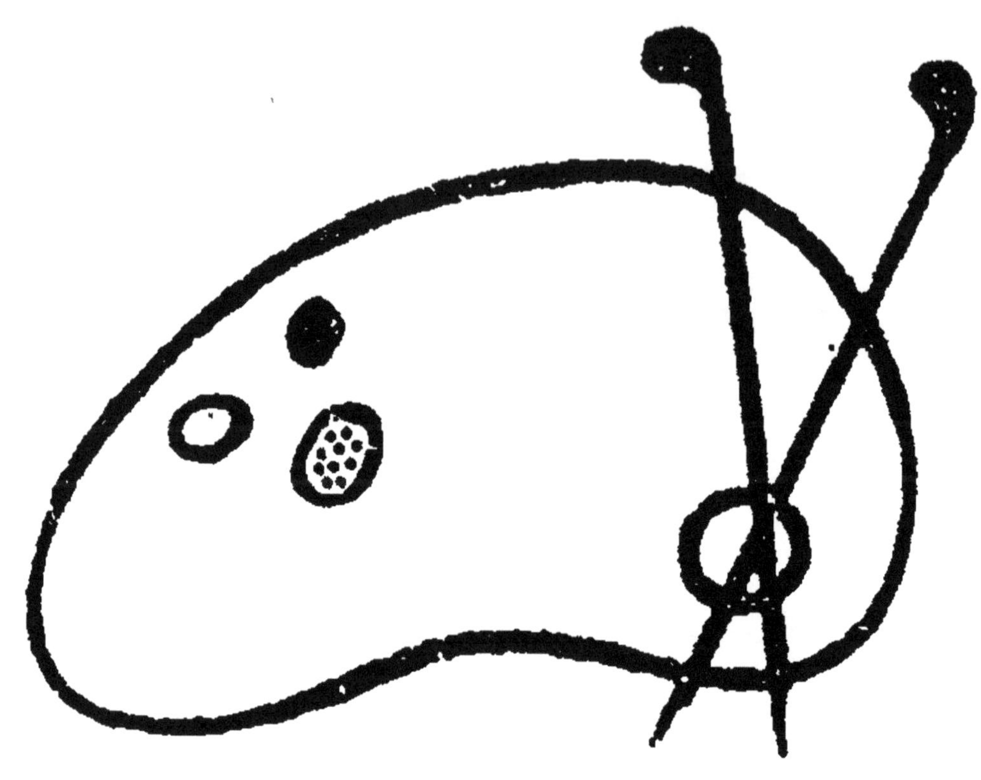

Couvertures supérieure et inférieure
en couleur

PUBLICATIONS DU *PROGRÈS MÉDICAL*

ANATOMIE CÉRÉBRALE

ET

PSYCHOLOGIE

ÉTUDE CRITIQUE

PAR

JULES SOURY

Directeur d'études à l'École pratique des Hautes Études,
à la Sorbonne.

Extrait des *Archives de Neurologie*
Nᵒˢ 67 et 68, 1901.

PARIS

AUX BUREAUX DU
PROGRÈS MÉDICAL
14, Rue des Carmes, 14

FÉLIX ALCAN
ÉDITEUR
108, Boulevard Saint-Germain, 108

1901

ANATOMIE CÉRÉBRALE

ET

PSYCHOLOGIE

ÉTUDE CRITIQUE

Par Jules SOURY,

Directeur d'études à l'École pratique des Hautes Études à la Sorbonne.

(Extrait des *Archives de Neurologie*, 1901, n°ˢ 67 et 68.)

Voilà bien des années que nous enseignons que, pour penser physiologiquement (ou psychologiquement, c'est tout un), il faut penser anatomiquement. L'histoire des théories des fonctions psychiques, dans la série des êtres vivants, est surtout une histoire des progrès de la connaissance de la structure du système nerveux central. Des esprits étrangers à ces études pourraient seuls méconnaître l'importance philosophique de l'anatomie du cerveau. Connaître le cerveau, le connaître toujours mieux, depuis ses origines jusqu'au moment de son évolution actuelle, voilà la fin de toute science de l'intelligence. Tout Edinger, — qu'il s'agisse de ses *Leçons sur la Structure des organes du système nerveux central de l'Homme et des Animaux*[1], de ses nombreux mémoires d'anatomie comparée de la Société de Senckenberg, de sa dernière publication intitulée *Anatomie cérébrale et Psychologie*[2], — tout Edinger est dans l'anatomie et la psychologie comparées. S'appuyant sur ses recherches originales, poursuivies depuis tant d'années, le savant médecin de Francfort-sur-le-Mein a résumé tout ce qu'il est possible de savoir et

[1] L. Edinger. *Vorlesungen über den Bau der nervösen Centralorgane des Menschen und der Thiere*, 5ᵉ édition, 1896. Leipzig, Vogel.
[2] L. Edinger. *Hirnanatomie und Psychologie*. Berlin, Hirschwald, 1900.

d'écrire aujourd'hui touchant la structure et le développement du système nerveux dans la série des vertébrés. Surprendre, comme à l'état naissant, les premières formes organiques des fonctions primordiales de la vie psychique, suivre leurs variations dans le temps et dans l'espace, voilà la pensée-mère d'où est sorti tout ce grand labeur.

Personne, avant Edinger, n'avait écrit une histoire ancienne aussi complète du manteau cérébral ou pallium. Depuis son origine chez les poissons jusqu'à l'organe énorme des hémisphères de l'homme, le développement si extraordinaire de cette province du névraxe peut aujourd'hui être suivi. Si le corps strié et l'appareil olfactif, aussi bien d'ailleurs que la moelle épinière, le cervelet et le cerveau moyen, ne présentent, dans la série, que des différences non essentielles, il n'en est point de même de l'écorce cérébrale. « Je ne connais, dit Edinger, aucune autre partie du cerveau qui, si l'on remonte toute la série, présente de beaucoup des changements aussi considérables que l'écorce cérébrale, qu'elle ait évolué ou involué » ; or, comme l'existence des fonctions psychiques supérieures est attachée à cette écorce, on conçoit qu'aucune étude d'anatomie comparée ne possède un intérêt plus élevé.

Formé chez quelques vertébrés inférieurs (poissons osseux), dans sa plus grande partie, d'une simple couche de cellules épithéliales, membrane qui se plisse déjà chez les cyclostomes, ce n'est que chez les sélaciens, les raies, les squales, que le manteau se développe, et que les parties antérieures, aussi bien que les régions latérales, prennent même un développement énorme. Chez les sélaciens, le manteau « frontal », c'est-à-dire la partie antérieure du cerveau, est toutefois seule de nature nerveuse ; suivant l'espèce, telles régions plus ou moins étendues de la portion postérieure n'ont plus la simple structure épithéliale. Mais, à partir des amphibiens, on constate toujours l'existence d'un pallium qui, dans la plus grande partie de son étendue, est de nature nerveuse. Quant au cerveau des vertébrés supérieurs, il se distingue de celui des poissons osseux et des ganoïdes par quelque chose de très essentiel : il n'est plus seulement purement épithélial, il est constitué de nombreuses cellules nerveuses d'où partent des faisceaux de projection et autour desquelles se ramifient et s'arbo-

risent des terminaisons de cylindraxes ascendants. C'est
bien le substratum d'un appareil nerveux. Encore rudi-
mentaire chez les amphibiens, il apparaît, pour la première
fois, chez les reptiles, sous l'aspect d'une écorce cérébrale
véritable. Le pallium tout entier s'est transformé en subs-
tance nerveuse cérébrale ; seule, la région la plus postérieure du cerveau antérieur conserve, comme toile choroïde,
son ancien caractère de membrane purement épithéliale.
Tel est le manteau chez les amphibiens et les reptiles, les
oiseaux et les mammifères. Ces études sur l'anatomie comparée des différentes régions du névraxe, du cerveau en par-
ticulier, dans la série animale, forment, selon nous, le plus
sûr fondement de ce qu'il est possible de savoir touchant
l'histoire de la vie psychique, ou de l'intelligence, sur cette
planète.

La connaissance des fonctions du système nerveux n'a
donc pu avancer et n'avancera dans l'avenir qu'autant que
l'anatomie du névraxe a été et sera plus avancée. La doctrine
moderne de l'hétérogénéité fonctionnelle de l'écorce cérébrale n'a point de plus haute certitude que la démonstration
de l'hétérogénéité correspondante de structure et de texture
du manteau des hémisphères. Si la physiologie expérimentale et l'observation clinique ont quelquefois affecté de ne
relever que d'elles-mêmes et ont paru dédaigner l'anatomie,
ces velléités d'indépendance se sont vite dissipées. Encore
que la considération de l'élément anatomique ne puisse rien
nous apprendre sur ce qu'est en soit une sensation, une
perception, une image, un concept, il demeure constant
que toute représentation ou idée implique non seulement
l'existence d'un substratum anatomique, mais varie avec
l'état de ce substratum, avec la qualité et la quantité des éléments qui le constituent, à n'importe quel moment de la
durée de ce substratum, dans sa période d'évolution comme
dans ses phases d'involution. Si une fonction n'est que l'activité d'un organe ou d'un groupe d'organes, il est incom-
préhensible qu'on prétende étudier l'un sans connaître
l'autre. Malheureusement le nombre est grand encore des
psychologues qui croient pouvoir se passer des données de
l'anatomie dans l'étude et l'interprétation des fonctions du
système nerveux central. Ces fonctions, ils les considèrent
comme des manières d'entités distinctes des organes, à la

façon des spirites ou des sauvages. Ils parlent ainsi d'intel-
gence, de conscience, de volonté, etc., comme les docteurs
scholastiques parlaient d'humanité, de pierréité (la remarque
est de Spinoza). Que de physiologistes et de cliniciens parlent
encore cette langue, et combien de philosophes, après eux,
croyant avoir été à bonne école, perpétuent ces erreurs !

Anatomie cérébrale et Psychologie, dont la solidité scientifique et la portée doctrinale rappellent les célèbres dis-
cours de Du Bois-Reymond et d'Huxley, est précédé de con-
sidérations sur l'histoire des théories et des doctrines du
système nerveux où apparaissent en pleine lumière les
noms de Descartes, de Sœmmerring, de Gall, de Flourens, de
Burdach, de Meynert, de Fritsch et Hitzig, Munk et Golz,
Ferrier, Charcot, Horsley, Flechsig[1]. La psychologie expérimentale, aussi bien que la clinique et l'anatomie normale et
pathologique, ont bien établi que le cerveau antérieur est,
du moins chez les mammifères, l'organe des fonctions psychiques supérieures, mais quel est le rapport de ces fonctions avec les dispositions anatomiques? En d'autres termes,
et tout d'abord, existe-t-il quelque relation entre l'anatomie
et la psychologie, demande Edinger? On a souvent tenté de
suivre, en une série continue, les structures de l'appareil
nerveux parallèlement aux manifestations psychiques,
depuis les rudiments de la sensibilité jusqu'aux phénomènes
d'idéation et de conscience. Mais, à en croire Edinger, il y
aurait toujours un moment où, dans cette étude, le terrain
manque tout à coup : on ne voit plus comment une partie
du travail accompli par le système nerveux peut devenir ou
deviendrait conscient. Qu'est-ce d'ailleurs que la conscience ?

Le problème est d'autant plus ardu qu'on ne peut étudier
à part la conscience et le monde, les choses ne nous appa-
raissant que telles que nos organes des sens et nos sensations nous les représentent : « La science, dit Edinger, ne
peut que s'orienter dans le domaine de la conscience, elle ne
saurait étudier le monde lui-même. » Les sensations, voilà
les éléments derniers de notre connaissance et de nous-
mêmes et du monde. De la nature et des rapports de ce qu'on

---

[1] Voy. Jules Soury. *Le Système nerveux central. Structure et fonctions.*
Paris, G. Carré et C. Naud, 1899, t. I. Cf. *Les fonctions du cerveau. His-
toire des doctrines de psychologie physiologique contemporaines. Paris,
Progrès médical;* Alcan, 1892, 2ᵉ édition.

appelait l'âme et le corps, il ne saurait plus être question. Le savant doit connaître la théorie de la connaissance. Ce que nous pouvons connaître, ce ne sont ni les choses elles-mêmes ni leurs images réelles, mais leurs signes ou symboles. Toutefois, dès que les phénomènes s'ordonnent en lois, l'homme en acquiert une intelligence scientifique ; c'est même là, au témoignage d'Helmholtz, toute la science. C'est en ce sens que nous saurons un jour ce que nous ignorons encore. Mais pourquoi Edinger écrit-il sur sa bannière : *Nescimus, sed non ignorabimus ?* L'axiome de Du Bois-Reymond ne s'appliquait pas aux découvertes des lois mécaniques de l'univers : il visait les énigmes insolubles, celles d'origine et de fin, et, d'une manière générale, de la nature des choses, de la sensation, par exemple, et de la pensée. Pas plus que Claude Bernard, Du Bois-Reymond n'a confondu les conditions des phénomènes, qui relèvent de la science, avec leur nature, qui est le propre de l'inconnaissable.

Edinger laisse paraître une critique plus pénétrante lorsqu'il se détourne du monisme : l'hypothèse d'une conscience immanente à la matière, et qui progresserait avec la série animale, manque d'autant plus de fondement que rien, suivant lui, ne prouve que les manifestations psychiques des animaux inférieurs impliquent l'existence d'une conscience. Cette hypothèse est d'origine anthropomorphique : « On a, dit-il, tacitement admis que ce que nous nommons conscience chez l'homme n'a pu apparaître tout à coup et que pour cette raison les actions même des êtres les plus inférieurs pourraient bien être l'effet d'un rudiment de conscience. Mais il serait également possible que la conscience n'eût apparu en réalité pour la première fois que là où son admission devient vraisemblable, du fait de certaines manifestations vitales déterminées des animaux qui possèdent une écorce cérébrale, — et que la conscience ne se développât que dans la mesure où cette écorce s'accroît progressivement dans la série jusqu'à ce qu'elle atteigne chez l'homme le plus haut développement connu. »

Abstraction faite des idées de conscience et d'intelligence, le naturaliste doit uniquement poser la question suivante : Jusqu'à quel point peut-on expliquer la nature générale et les actions d'un animal par la connaissance de sa structure anatomique et des propriétés de cette structure ? L'objet de l'anatomie, c'est d'étudier les mécanismes en vertu desquels des impressions reçues, sont conservées et transformées en mouvements. L'étude physiologique, expérimentale, des fonctions, doit d'ailleurs accompagner celle de la connaissance de ces mécanismes, des organes élémentaires et de leurs connexions. Il ne suffit pas de pouvoir expliquer, par la connaissance de la structure anatomique d'un mécanisme, la nature du travail qu'il accomplit : il faut encore prédire ce que sera ce travail dans telle circonstance. Rien d'utopique, selon Edinger, dans l'idée que le système nerveux sera un jour aussi bien connu qu'un ingénieur connaît un appareil magnéto-électrique. La conviction du savant anatomiste de Francfort, telle que nous la lui avons entendu exprimer, c'est que, si l'observateur ne veut s'en tenir qu'à ce qu'il sait, sans rien de plus, son rôle est uniquement d'essayer de comprendre les actions des animaux, considérés comme de pures automates. Si, chez un reptile, par exemple, on constate qu'une même excitation, lumineuse, olfactive, etc., produit toujours, dans les mêmes conditions, la même réaction, c'est à celui qui soutient que ce mouvement est accompagné de conscience d'en administrer les preuves. Il n'est pas scientifique d'inférer *a priori* que ce qui s'observe chez l'homme, dans les mêmes circonstances, doit se passer chez ce reptile. Edinger possède un jouet très connu, un lézard en fer-blanc, rapporté d'Italie, dont les réactions provoquées lui semblent imiter avec une telle perfection celles qu'il a observées chez les lézards vivants qu'on ne saurait, à l'en croire, échapper à l'idée qu'un mécanisme préétabli entre ici également en jeu sous l'influence d'une excitation déterminée. Dans les mêmes conditions, les réactions demeurent aussi constantes que celles de la limaille de fer à proximité d'un aimant.

Nombre de réactions motrices de ce genre, où l'on a cru voir des actions volontaires, appelées *tropismes*, dépendent certainement, chez les végétaux comme chez les animaux, de la nature et de l'intensité des *stimuli* ou excitants capables d'orienter dans un sens ou dans l'autre la matière vivante sous l'action de la lumière, de la chaleur, de l'électricité, de la pesanteur. Les expériences à ce sujet de Pfeffer, d'Engelmann, de Loeb, de Max Verworn, et de beaucoup d'autres auteurs sont, pensons-nous, connues. Force substances chimiques, définies et dosées avec exactitude, exercent une action élective de même nature sur les spores et les organismes inférieurs. Parce qu'un protophyte ou un protozoaire, un infusoire, fait un départ et un choix entre les substances de son milieu ambiant, lui accordera-t-on une faculté de discernement et de discrimination ? En réalisant expérimentalement des conflits entre les forces naturelles favorables ou nuisibles aux organismes vivants, Loeb a pu déterminer des réactions destructives de leur conservation. Les amibes artificielles de Rumbler se comportaient tout à fait, affirme Edinger, quant à la construction de leurs habitacles formés de grains de quartz, comme des êtres vivants ; comme ceux-ci, elles englobaient des particules de corps étrangers, quand la nature de ces corps convenait à leur constitution chimique ; elles les absorbaient et les rejetaient à la manière des amibes vraies : « Comme il ne peut venir à l'esprit de personne d'attribuer de l'intelligence à ces automates, il n'existe jusqu'ici aucun motif pour attribuer les mêmes actions, quand elles sont accomplies par des êtres inférieurs, à rien d'autre qu'à leur structure et à leurs propriétés. » Edinger ne saurait pourtant suivre Loeb jusqu'au bout. Pour ce dernier, le système nerveux n'est qu'un appareil de régulation et un multiplicateur d'énergie ; sa destruction n'empêche pas l'animal de réagir d'une manière appropriée aux fins de son organisation. Edinger doute aussi que, dans ses expériences sur les larves de grenouilles, Schaper ait réussi à supprimer complètement les fonctions de la moelle épinière : la partie de la moelle indépendante du cerveau détruit a pu persister, si bien que ces larves ne seraient comparables qu'à des animaux décérébrés [1]. L'acuité, la rare pénétration de l'esprit critique d'Edinger perce ici avec une force qui est pour nous l'évidence même. En somme, il paraîtrait aujourd'hui certain qu'un grand nombre de phénomènes relativement complexes et qui impliquaient, estimait-on, l'intervention d'une conscience, d'une volonté, etc., sont réductibles à de purs réflexes.

[1] Alfred Schaper. *Experimentelle Studien an Amphibienlarven.* Mit Taf., Leipzig, 1898. — *Die frühesten Differensirungsvorgänge im Centralnervensystem.* Leipzig, 1897. — Cf. Jacques Loeb. *Einleitung in die vergleichende Gehirnphysiologie und vergleichende Psychologie mit besonder. Berücksichtigung der wirbellosen Thiere.* Leipzig, 1899.

Des idées nouvelles d'Apathy, de Bethe, de Nissl, sur la structure de la cellule nerveuse qui, grâce à ses connexions inter et intrafibrillaires serait déjà, en un certain sens, « un organe central », Edinger dit peu de choses dans le dernier travail que nous analysons ; sa réserve pourrait encore, ce nous semble, être plus prudente. Il estime que les corpuscules chromophiles de Nissl, liés à la vie et à la fonction de la cellule, recèlent des sources d'énergie chimique employées au cours de l'activité cellulaire, doctrine de Marinesco. C'est toujours une question de savoir, du moins pour les novateurs vers lesquels incline Edinger, si les cellules nerveuses, avec leurs prolongements, sont des unités physiologiques, des individus doués d'énergie propre, autonome, ou si ces corpuscules ne sont que des centres de force et des stations d'embranchement pour les fibrilles primitives qui, par hypothèse, traverseraient tout le système nerveux.

La première manière de voir prévaut toujours chez la plupart des biologistes. Comme il est démontré que les cellules nerveuses, avec leurs prolongements, sont bien des unités anatomiques, qui meurent et dégénèrent individuellement, on ne saurait leur dénier une individualité vraie, quand même de futures découvertes devraient attribuer essentiellement la production des réflexes, c'est-à-dire de la vie psychique, non plus aux corps cellullaires, mais au réseau fibrillaire du névraxe.

Quelle solution l'anatomie du système nerveux peut-elle donner à ce problème capital de la psychologie, la mémoire? Comment les processus nerveux peuvent-ils être modifiés, consécutivement à certaines stimulations, modifications, dont l'effet reparaît quand des événements semblables ou divers ont lieu? Ce problème de la mémoire, on peut l'aborder sans que la question de la conscience soit épuisée. Les phénomènes désignés sous le nom de *Bahnung*, si bien étudiés par Exner[1], firent faire les premiers pas vers la solution du problème.

Mais ce sont surtout les recherches de Loeb, de Friedländer, de Bethe, de Preyer, d'Uexküll, qui ont montré comment,

---

[1] Sigm. Exner. *Entwurf zu einer physiologischen Erklärung der psychischen Erscheinungen*, I. Th. Leipzig und Wien, 1894.

chez les animaux inférieurs, des réactions d'apparence volontaires sont réductibles à l'existence de simples dispositions anatomiques : l'activité de tel arc réflexe déterminé répond toujours à certains stimuli déterminés. Ainsi le stimulus chimique en rapport avec l'acte de manger provoque les mouvements correspondants des diverses parties de l'orifice buccal : la trompe de l'abeille dont la tête a été complètement séparée du thorax continue à sucer le miel. Dans sa jeunesse Edinger éprouva à son dam que la partie abdominale séparée du thorax, et placée sur le porte-objet du microscope, de ces hyménoptères, réagit au contact avec son aiguillon. C'est le contact, non un sentiment de colère, de vengeance ou de défense, qui explique ici cette réaction. Dans nombre de crustacés et de vers, Bethe et Loeb ont pu déterminer de pareils réflexes isolés dont le mécanisme anatomique est fort connu.

Il nous paraît juste et équitable de rappeler que Huxley, en comparant chaque ganglion nerveux d'une écrevisse à une boîte à musique, établit des premiers qu'une seule impulsion portée par un nerf sensitif à un ganglion peut provoquer une contraction musculaire isolée, quoique plus communément elle en provoque toute une série, combinée en vue d'un but défini, et cela, sans qu'aucune « perception consciente soit nécessaire à la production d'une foule de mouvements combinés par lesquels le corps s'adapte aux variations des conditions extérieures [1] ». Huxley avait résolument écarté les interprétations anthropomorphiques. Lorsque nous disons, écrivait-il, que l'écrevisse a « conscience » du danger ou « sait » que la viande est bonne à manger, nous ne pouvons supposer qu'elle se dit à elle-même comme nous le ferions : « Ceci est dangereux; cela est bon ». L'écrevisse, privée de langage ne dit rien, ni à elle-même, ni à n'importe qui. La discussion de cette proposition, peut-être plus humoristique que vraie, nous écarterait du sujet. Il y a, en effet, bien des sortes de langage intérieur qui doivent correspondre aux signes et manifestations externes de tout genre chez les invertébrés et les vertébrés. L'écrevisse, selon Huxley, ne construit pas de syllogismes : « On doit éviter les choses dange-

[1] Th. Huxley. *L'Écrevisse. Introduction à la zoologie.* Paris, 1880, p. 66, 81, *passim.*

reuses; cette main est dangereuse, donc il faut l'éviter. »
C'est pousser bien loin, il me semble, en sens contraire, les
préjugés de la raison humaine, qui n'est et ne peut être qu'un
vaste complexus de réflexes organisés. Toute réaction physiologique est un syllogisme en acte. C'est une question de
savoir si, pour être souvent inconscient, il n'a jamais été
conscient. On aperçoit clairement que j'incline dans ce sens
contre Edinger et la nouvelle école de l'automatisme des
animaux.

Il est constant pour Edinger que le système nerveux des
animaux inférieurs représente essentiellement une colonie
d'appareils réflexes, centraux et périphériques, qui, encore
que plus ou moins solidarisés, sont susceptibles de fonc-
tionner isolément. Il avait déjà illustré par des exemples
l'autonomie relative de ces appareils dans la chaîne du sym-
pathique et dans celle de la moelle épinière des vertébrés.
L'estomac, les intestins, le cœur, la peau, etc., possèdent
nombre d'appareils réflexes indépendants du même genre,
quoique plus ou moins étroitement reliés à l'organe nerveux
central.

Edinger réserve beaucoup de questions que Bethe et d'autres auteurs croient déjà avoir résolues expérimentalement.
Il ne manque point, affirme-t-il, d'actes accomplis par les
animaux inférieurs encore irréductibles à des facteurs connus : tels les mouvements de fuite, manifestés déjà chez
les embryons de poissons comme chez les larves décérébrées
de grenouilles. Telles encore les causes de migration et
d'orientation des animaux.

Il faut bien prendre garde que l'hérédité, non seulement
des mécanismes, mais celle de leurs fonctions réflexes, voire
d'associations réflexes fort complexes, est aujourd'hui un fait
d'observation scientifique. Ce sont ces modes d'activité, soit
simples, soit complexes, que résume d'ordinaire le concept
vulgaire d'*instinct*. Un individu qui paraît pourvu d'associations réflexes innées semblables à celles de tous les autres
exemplaires de son espèce, peut-il en acquérir individuellement de nouvelles au cours de sa vie? C'est ce que Bethe et
d'autres auteurs ont recherché dans leurs expériences. Toute
réaction de l'animal doit pouvoir être attribuée, soit à ces
réflexes simples ou complexes communs à toute son espèce,
soit à une acquisition individuelle, et il faudrait alors pou-

voir dire dans quelle mesure le système nerveux de cet être a été capable de recevoir et de fixer de nouvelles impressions, de les reproduire ensuite dans un ordre semblable ou différent. En son mémoire sur la biologie des abeilles, von Buttel-Reepen est arrivé à la conclusion, reproduite par Edinger, que ces hyménoptères ne sont point de pures machines réflexes (conclusion que nous avions déjà soutenue nous-même contre Albrecht Bethe), répondant d'une manière constamment uniforme aux excitations; qu'au contraire, on discerne, à côté de nombre d'actions réflexes héréditaires, des signes assurés d'une mémoire individuelle; bref, que ces invertébrés peuvent apprendre et former des associations à la suite d'impressions reçues et fixées. Mais tout cela, selon Edinger, peut parfaitement s'entendre sans l'hypothèse d'une conscience.

L'anatomie et la physiologie expérimentale ont établi que les appareils de la moelle épinière et de la moelle allongée ne fonctionnent que suivant le mode ou le « type » réflexe. La moelle épinière surtout appartient aux parties les mieux et les plus clairement connues du névraxe. D'innombrables expériences instituées sur les réflexes spinaux sont ainsi devenues anatomiquement intelligibles, et il a suffi ici de penser anatomiquement pour s'élever à l'intelligence physiologique des phénomènes. Une question reste pourtant encore irrésolue : la moelle épinière peut-elle apprendre, fixer, conserver les impressions, les élaborer et les transformer en actes ou en actions adaptées? Les observations et expériences portant même sur des mouvements de nature assez compliquée inclinent Edinger à répondre par l'affirmative. Des recherches spéciales sur ce sujet seraient pourtant fort utiles; on sait toutefois qu'après la décapitation, ne fût-ce que durant quelques minutes, certains mouvements bien organisés s'exécutent encore : les lapins galopent, les canards nagent, etc. Les relations anatomiques que soutiennent entre eux les mécanismes nerveux à complexité croissante dans la série expliquent ces faits. Le mode de cet accroissement de l'appareil nerveux consiste essentiellement, enseigne Edinger, dans la superposition aux centres inférieurs de nouveaux appareils qui en partie relient entre eux les anciens, en partie créent de nouveaux centres et de nouvelles voies d'association.

Toutes les observations des vingt dernières années ont démontré que « la plupart des centres et des appareils d'association s'étendant de la moelle épinière jusqu'aux corps striés possèdent, chez tous les vertébrés, une structure très semblable» . A des mécanismes semblables doivent correspondre des fonctions semblables, et cela malgré le fait que, en vertu de l'apparition de nouveaux appareils nerveux surajoutés, la fonction des appareils plus anciens peut et doit rétrocéder. A considérer la structure du système nerveux d'un animal, il est toujours possible de conclure à la fonction dès qu'on connaît chez un autre animal une structure et une fonction analogues. On sait très peu de chose encore des fonctions des parties du cerveau situées entre la moelle allongée et l'écorce cérébrale. Pour les bien connaître, il faudrait étudier les réactions d'un animal décortiqué : l'activité des centres inférieurs de l'encéphale, masquée naturellement par celle de l'écorce, apparaîtrait alors en quelque sorte comme les étoiles dans un ciel nocturne.

De semblables réflexions ont inspiré à Edinger sa célèbre enquête sur les fonctions psychiques des poissons. Il a été constaté que ces vertébrés n'étaient capables que d'un nombre extraordinairement restreint d'associations : ce sont des « machines réflexes » (*Reflexmaschinen*), en possession d'un certain nombre de coordinations motrices qui, fonctionnellement, se manifestent comme des instincts, mais dont la faculté d' « apprendre » est fort médiocre. Les mouvements dirigés vers la nourriture, les poissons ne laissent pourtant pas d'apprendre à les orienter dans une direction nouvelle lorsque les circonstances accompagnant la distribution de la nourriture ont été assez souvent répétées pour qu'ils la « connaissent ». Ils apprennent aussi à déposer toute « crainte » éprouvée antérieurement. Tels sont à peu près les résultats d'une enquête qui a porté sur plusieurs centaines d'observations généralement bien conduites.

Ces résultats témoignent, du moins, selon nous, que des vertébrés encore dépourvus d'écorce proprement dite ne sont pas seulement capables de réactions appropriées, adaptées à des fins, dont les conditions peuvent être artificiellement modifiées au cours de la vie de l'animal : ils peuvent encore, du fait de la répétition des impressions, apprendre à connaître, à reconnaître, à agir en conséquence. Il y a plus ;

une émotion aussi complexe que la peur, dont l'origine et l'organisation reposent certainement, nous l'avons montré ailleurs, sur des impressions optiques, tactiles, olfactives, etc., associées en représentations symboliques, plus ou moins vagues ici et rudimentaires, peut se modifier progressivement au point de disparaître, quitte à reparaître sous l'influence de causes nouvelles, naturelles ou provoquées. Edinger ne me paraît pas assez frappé de la complexité de ces processus psychiques, qui forment le minimum des fonctions d'adaptation nécessaires à la vie de relation d'un animal, partant à la persistance dans l'être de l'individu et de l'espèce. Or, les mécanismes de ces fonctions n'existant point ici, chez les poissons osseux tout au moins, selon Edinger, dans l'écorce du télencéphale, il suit que le mésencéphale et les divers cerveaux postérieurs de l'encéphale suffisent à la réalisation de synergies et de coordinations psychiques dont l'écorce, centre nouveau superposé aux anciens, a hérité simplement, tout en multipliant, par la division du travail physiologique, les mêmes effets de de plus en plus différenciés et complexes, chez les vertébrés supérieurs aux poissons. C'est ce qu'après Steiner et Edinger lui-même, quelques auteurs, L. Neumayer entre autres, dans un travail entrepris sous les auspices de von Kupffer, ont déjà fort bien indiqué : le *tectum loborum opticorum*, le toit du mésencéphale, n'est pas seulement l'analogue de la paire antérieure des tubercules quadrijumeaux quant aux fonctions centrales de la vision ; on doit considérer cette ancienne province du névraxe comme le siège de l'exercice des fonctions psychiques de l'ancienne vie de relation des vertébrés inférieurs, fonctions qui ont plus tard émigré, chez les vertébrés supérieurs, dans le manteau des hémisphères du télencéphale, dans les parties du cerveau antérieur qui ne sont pas encore développées chez les poissons osseux.

La scène change tout à fait quand, chez les amphibiens et les reptiles, l'écorce apparaît. « Lorsque cet appareil, qui pour la première fois atteint chez les reptiles un fort développement, se superpose aux autres parties du cerveau, lorsqu'il s'augmente progressivement de parties bien déterminées, l'individu acquiert alors un nombre très notable de mécanismes nouveaux, tous reliés entre eux et avec les appareils inférieurement situés du système nerveux central. » Quels sont ceux de ces derniers centres qui se sont reliés aux plus anciens territoires corticaux du manteau ? Ce furent d'abord, chez les vertébrés inférieurs, les terminaisons du nerf olfactif. Les faisceaux optiques s'irradièrent ensuite, chez les oiseaux, à ces territoires du manteau. Chez l'homme encore, Edinger a pu retrouver quelques-unes de ces antiques voies. Ce qui étonne surtout ce savant anatomiste, c'est la complexité des conditions ou, comme il s'exprime, des « possibilités d'association » que décèle déjà la plus ancienne écorce ; celles du cerveau des mammifères eux-mêmes n'en diffèrent que par une simple question de quantité. Déjà chez les amphibiens, sûrement chez les reptiles, la quantité des fibres se rendant à l'écorce ne présentent absolument aucun rapport avec le puissant appareil cortical, aux cellules et aux fibres nerveuses extrêmement nombreuses, dans lequel s'irradient ces faisceaux de projection. L'impression qui s'impose, c'est que ce mécanisme cortical réalise, dans une mesure énorme, les conditions ou les possibilités d'association des ébranlements nerveux propagés jusqu'à ces centres par un nombre relativement petit de fibres afférentes ; c'est que l'écorce — tout à fait au sens où, pour la première fois, l'a postulé Flechsig quant aux animaux supérieurs, — est bien, considérée dans l'ensemble, « un appareil d'association » (p. 21). Cette proposition doctrinale d'Edinger, dérivée de l'étude directe, comparée, de la constitution anatomique de l'écorce cérébrale dans la série des vertébrés, a pour la psychologie une portée considérable, car c'est de toute antiquité, et dès son origine en quelque sorte, que l'écorce, chez les batraciens et les reptiles, apparaît essentiellement comme « un appareil d'association », et non pas seulement chez les vertébrés supérieurs, tels que les mammifères.

Sans doute, les différents centres d'association constituant cet appareil suivront le développement des centres de projection, développement en rapport avec l'accroissement en surface des appareils périphériques des sens et de leurs stations intracéphaliques. Mais, entre un anthropoïde et un homme, un hamster ou un chien, un oiseau, un reptile ou un batracien, il ne s'agira toujours que de différences « quantitatives », non qualitatives, relativement aux fonctions d'association proprement dite, c'est-à-dire quant à l'intelligence. Dès lors, la raison humaine elle-même, pour indéfiniment supérieure qu'elle soit, du fait d'une division physiologique du travail toujours plus avancée et dont la plus haute a été le langage humain, ne sera jamais séparée de celle du plus humble vertébré par un de ces abîmes qu'avait rêvés notre ignorance et que notre orgueil avait toujours creusés plus profonds. Les résultats provisoires des belles études de Flechsig sur la myélinisation successive des diverses régions de la corticalité devront être modifiées en ce sens pour l'histoire des centres d'association, ainsi que l'avait déjà pressenti van Gehuchten, et c'est à un anatomiste dont les recherches ont porté principalement sur le télencéphale des poissons, des reptiles et des oiseaux, à Edinger, que l'homme devra de connaître enfin les origines, et partant la nature, de sa vie mentale, de ses instincts, de ses passions, de son entendement.

Parmi les propriétés ou fonctions de l'écorce cérébrale, c'est-à-dire de l' « appareil psychique d'association », il en est deux tout au moins qu'Edinger croit pouvoir lui attribuer de science certaine : 1° elle possède la propriété de conserver les impressions transmises par les faisceaux nerveux de projection ; 2° les voies d'association, en nombre si considérable, qui parcourent l'écorce, rendent possible et réalisent l'association entre elles de ces impressions, soit sensitives, soit sensorielles. En outre, l'appareil cortical a le pouvoir, non pas seulement de transformer en mouvements, au moyen des voies efférentes, les sensations reçues ou perçues, mais d'arrêter ou d'inhiber ces mouvements. Que l'écorce télencéphalique ou toute autre partie quelconque du système nerveux, de soi et par soi, c'est-à-dire sans impression ou sensation préalable, puisse produire un mouvement, c'est, contrairement à ce qu'avait pensé Alexandre Bain, ce dont il n'existe aucune preuve. Tout ce qu'on sait nous force d'admettre que « ce qui nous apparaît comme volonté libre, n'est que le stade ultime d'une longue série de processus qui a débuté, à quelque moment donné, par l'effet de sensations perçues ».

Chez l'homme, notre connaissance des connexions de l'écorce cérébrale avec les centres inférieurs et de celles des différents territoires de l'écorce elle-même est aujourd'hui assez étendue et précise pour qu'on ait tenté avec succès la localisation anatomique d'activités ou fonctions psychiques fort complexes, telles que le langage, la lecture, la vision, l'audition mentales. Chaque jour, au sentiment d'Edinger lui-même, nous rapproche du but qu'il a indiqué plus haut: la connaissance du mécanisme des diverses parties du puissant appareil entier d'association représenté par l'écorce du télencéphale. Déjà l'analyse psychologique et l'observation anatomique, parties de voies différentes, se rencontrent et s'unissent en systèmes dont la connaissance n'a été si longtemps retardée qu'en suite de l' « immense complexité des phénomènes psychologiques et des structures anatomiques ».

Edinger révèle pourquoi, en dépit des efforts séculaires des plus grands hommes, la psychologie est une discipline si peu avancée. Ceux-là même qui, parmi les psychologues, ont voulu pénétrer dans la vie de l'âme humaine par l'étude de la structure du cerveau, avaient visé trop haut ; ils devaient échouer. Pour les mêmes raisons, la psychologie des animaux n'a point fait de progrès : ici encore on ne s'est guère attaché qu'à l'étude de mammifères, partant des êtres d'une organisation cérébrale beaucoup trop élevée. Il fallait commencer par les vertébrés les plus inférieurs, qui, comparés à l'homme et à d'autres mammifères, sont d'une admirable simplicité. L'observation de la vie psychique de ces animaux, à l'aide de méthode plus précises, ne présente plus qu'un problème, sinon simple, du moins « simplifié ». La raison en est que, depuis une dizaine d'années, les travaux d'Edinger et de ses émules ont si fort avancé l'anatomie du cerveau des vertébrés inférieurs, qu'en beaucoup de points, atteste ce maître, « le cerveau d'un lézard, par exemple, lui est mieux connu que celui de l'homme. » Et c'est de la connaissance de ces structures du cerveau des poissons, des amphibiens, des reptiles, des oiseaux, que sortira la science comparée de leurs fonctions psychologiques.

Cette tâche ne serait point aussi difficile qu'elle l'a paru. Il faudrait d'abord observer sans préjugés, en d'autres termes, il faudrait se garder d'interpréter les réactions de ces organismes, de ces vertébrés inférieurs, comme des instincts, des désirs, des sentiments plus ou moins semblables à ceux de l'homme. Voilà du moins ce que postule Edinger. Ainsi, la quête et la prise de la nourriture seraient, chez les

poissons et les amphibiens, des actions réductibles à des
processus réflexes : « La grenouille ne cherche pas le ver ;
c'est le ver qui, par ses mouvements, s'il est perçu à distance
convenable, par la vue ou par l'ouïe, provoque la capture
de la proie » (p. 23). C'est un fait d'observation vulgaire
que la plupart de ces animaux ne s'emparent que de proies
mouvantes, que le mouvement de ces proies soit naturel ou
artificiel, et que, comme dans la pêche au moyen d'hame-
çons, tout soit disposé pour créer l'illusion. Edinger indique
une seconde cause qui serait favorable à ce genre d'observation. Tous les vertébrés inférieurs « mènent essentiellement une existence léthargique d'où ils ne sortent, pour un
temps relativement court, que lorsque la faim ou l'instinct
sexuel, ou encore l'état de la température ou de l'atmos-
phère réveille leur excitabilité assoupie. Les tritons et les
salamandres, dont le système nerveux, anatomiquement,
n'est pas supérieur à celui d'un embryon humain de deux
mois, ne sont en fait que des embryons à vie libre, qui
passent dans le sommeil plus des 11/12 de l'année. La plupart des serpents indigènes demeurent à peine éveillés
beaucoup plus d'heures, distribuées d'ailleurs sur un plus
long espace de temps. D'après ce qui m'apparaît, on a par-
tout exagéré, surfait, l'intensité et l'extensité de l'activité
des animaux inférieurs parce qu'on les a presque toujours
observés dans un état où le train de vie de l'animal était
troublé, et surtout parce qu'on n'a pris garde qu'à l'événe-
ment dont on constatait la manifestation actuelle, sans
tenir un compte suffisant de l'énorme durée qui s'écoule
dans l'inaction. » Cette commune façon d'observer les phénomènes psychiques des animaux, Edinger la déclare contraire à toute méthode véritable d'investigation scientifique.

Elle n'a pas laissé pourtant de produire quelques résultats.
La question de la mémoire, on l'a vu, se ramène à des consi-
dérations qui peuvent être discutées sans qu'on fasse inter-
venir l'hypothèse d'une conscience : il suffirait de donner au
concept de mémoire un sens plus étendu, une acception qui
excède et dépasse les images conscientes. De même pour la
douleur. Les animaux inférieurs connaissent-ils la douleur ?
Edinger se le demande, après avoir rappelé les expériences
de Norman sur les réactions des vers à la division de leur
corps en segments. Les états que l'on appellerait doulou-

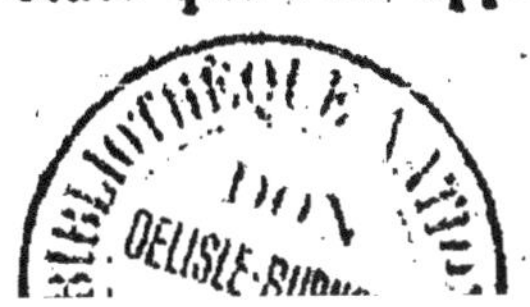

reux s'ils étaient perçus avec conscience, l'homme n'en garde aucun souvenir s'il les a traversés dans la narcose chloroformique. Quelle que soit l'opinion générale, Edinger trouve assez faibles et chancelantes les raisons sur lesquelles on s'est de tout temps appuyé pour affirmer que ces animaux sentent la douleur. Nous voici donc revenus aux beaux jours de Descartes, de Malebranche, de Messieurs de Port-Royal-des-Champs. Toutes les analogies sont trompeuses : les mouvements de fuite ou de défense qui, chez l'homme et les animaux supérieurs, accompagnent les lésions douloureuses ne justifieraient pas la conclusion qu'on transporte aux vertébrés inférieurs encore privés d'écorce cérébrale : « Nous savons cependant qu'il y a des circonstances où, par l'effet des mêmes excitations, des mouvements identiques à ceux que provoque la douleur s'accomplissent lors même qu'il n'existe absolument aucune sensation. Peut-être convient-il de citer ici les mouvements de défense qu'exécutent les malades opérés durant la narcose ; il est plus significatif encore de rappeler qu'un homme dont la moitié inférieure du corps est anesthésique retire spasmodiquement la jambe, quand on pique la plante des pieds avec une épingle, aussi rapidement qu'au temps où il *sentait* cette piqûre. »

En résumé, pour faire avancer l'intelligence des questions que la psychologie humaine pose à l'anatomiste du cerveau, la méthode la plus sûre est l'étude de la psychologie des animaux dont les actes, aussi bien que l'encéphale, sont relativement très simples.

Avant tout, il convient d'établir dans quelles limites les actions d'un vertébré lui-même sont réductibles à des mécanismes anatomiquement connus, et cela sans évoquer l'hypothèse d'une conscience, qui n'explique rien, et dont l'interprétation scientifique des faits observés se peut passer. Ce n'est que lorsqu'apparaîtront dans la série des modes d'activité qui ne seront plus explicables sans conscience qu'il sera temps de s'essayer à définir ce qui demeure encore entouré d'une sorte de nuage mystique, la conscience. Certes, « la conscience ne saurait apparaître tout d'un coup ». Edinger le confesse. Seulement, l'erreur où l'on tombe en attribuant aux manifestations psychiques des animaux des procédés de conscience que l'homme peut seul connaître directement, indique qu'on doit, à l'avenir, suivre la voie inverse. En d'autres termes, il faut, en psychologie, non plus descendre de l'homme à l'animal, mais remonter des animaux à l'homme.

L'anatomie du système nerveux central et la psychologie ne sont que deux méthodes d'investigation appliquées aux mêmes problèmes; ces deux disciplines sont destinées à s'unir un jour pour la solution de ces questions suprêmes. J'estime même que cette évolution parallèle de la science des structures et des fonctions du névraxe a existé de tout temps, je l'ai même démontré, et se trouve beaucoup plus avancée que ne semble le supposer Edinger. Des psychologues d'école, je ne parle pas. Ces psychologues vont répétant, de générations en générations, que la connaissance des organes de la sensibilité et de l'intelligence est encore et toujours trop arriérée, trop incertaine et changeante, pour que la psychologie puisse s'aventurer sur ce terrain et tenter d'y jeter les fondements de ses futures constructions. Pour qui possède quelque pratique des psychologues d'école, ce sont là de vaines paroles.

Les anatomistes et les physiologistes devront faire la psychologie, car les psychologues ne la feront jamais. Ils ignorent les faits, et ils n'ont ni le temps, ni le goût, ni les moyens de les apprendre. Il importe peu d'ailleurs par qui la science se fasse, pourvu qu'elle soit. Les livres de Dejerine et de François-Franck, de Flechsig, de Munk et de von Monakow, renferment, comme ceux de Galien, de Descartes, de Flourens, de Broca, de Charcot, la vraie science anatomique et physiologique de l'intelligence. L'histoire naturelle de l'esprit humain est donc bien plus avancée qu'Edinger, je le répète, ne se l'imagine. Il suffit, pour s'en persuader, de lire l'histoire des doctrines et des théories sur la structure et les fonctions du système nerveux des invertébrés et des vertébrés, l'histoire comparée, dans la série des vertébrés, des organes des sens, des centres de projection et des appareils d'association de l'encéphale. Or, depuis les amphibiens tout au moins, pour ne rien dire ici des poissons, Edinger signale l'existence de rudiments d'appareils d'association dans l'écorce télencéphalique, c'est-à-dire d'organes tributaires, quant à leurs fonctions, de l'existence de centres de projection. Que l'élaboration des sensations soit accompagnée de ces états internes que nous connaissons directement, états susceptibles de tous les degrés de clarté ou d'obscurité consciente, c'est-à-dire de connaissance, je ne saurais le mettre un seul instant en doute. Le subconscient et l'inconscient apparents, ou plutôt réels, du moins par rapport au siège actuel, centralisé, de la conscience générale d'un organisme, de sa cénesthésie, si celle-ci existe encore, comme chez les vertébrés supérieurs, impliquent de la conscience antérieure, sinon primitive, de quelque nature qu'elle ait été. Les réflexes e. les actes les plus automatiques, inconscients pour le télencéphale, ont été et peuvent redevenir conscients, même dans les machines vivantes dont les rouages jouent séculairement avec le plus de facilité et de sûreté, tels que les systèmes nerveux des hyménoptères.

Voilà mon interprétation des faits les plus élémentaires du mécanisme nerveux de ces poissons, de ces amphibiens, de ces reptiles, dont l'étude constitue désormais le fondement d'une psychologie vraiment scientifique. Grâce à une expérimentation méthodique, la vérification de ce que j'avance et pose en principe demeurera toujours possible. La conscience, à tous ses degrés, en tant que simple phénomène d'accompagnement des processus nerveux, ne saurait d'ailleurs modifier en quoi que ce soit le déterminisme absolument fatal de l'enchaînement des phénomènes, et c'est une vue très juste, très légitime, d'écarter résolument comme l'a fait Edinger après Descartes, l'intervention d'un simple état de l'organisme, non d'une force ou d'un être, dans l'explication des mécanismes de la vie.